MÉDECINE

ET

PHARMACIE DES FAMILLES

OU

SIMPLES NOTIONS SUR LES PREMIERS SECOURS
ET SOINS A DONNER
DANS LES CAS DE MALADIES ACCIDENTELLES
AVANT L'ARRIVÉE DU MÉDECIN.

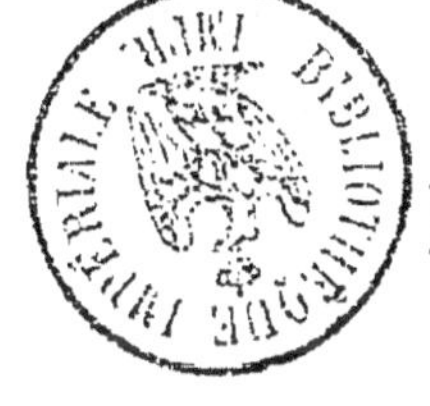

PAR G. QUENTIN

PHARMACIEN-CHIMISTE.

PARIS

PHARMACIE QUENTIN

22, PLACE ROYALE ET RUE DES VOSGES, 15

ET CHEZ DAUVIN FRÈRES, LIBRAIRES-ÉDITEURS

26, rue Soufflot et boulevard Saint-Michel, 63

Mai 1867

Ceci est un livre de bonne foi.
(MONTAIGNE.)

Nous dédions ce petit livre à nos amis et aux familles, non pas par esprit de spéculation, mais dans un but d'utilité pratique et générale.

Les pharmaciens sont appelés chaque jour, aussi bien au cœur de Paris qu'au fond de la province, à donner les renseignements que nécessitent les mille soins de la vie domestique. Chaque jour aussi sont apportés dans leurs officines ces nombreux malades, accidentés sur la voie publique, auxquels des soins immédiats et éclairés sont indispensables avant l'arrivée du Médecin. C'est donc le résultat de notre expérience de plus de trente années dans les premiers secours à donner à ces malheureux malades, que nous venons offrir au pubic. Nous avons voulu que chacun pût trouver, au coin du feu, sans se déranger et même dans un cas urgent, les renseignements qu'on n'a souvent ni le temps ni l'occasion d'aller chercher.

Nous avons divisé cet opuscule en deux parties.

Dans la première partie, que nous recommandons de la manière la plus formelle à l'attention de nos lecteurs, nous avons traité des premiers secours à donner en attendant l'arrivée du Médecin. La première des précautions, la plus indispensable, celle qu'on ne saurait trop prendre dans chaque famille, est d'avoir toujours, bien garnie et en bon état, une boîte de secours, dont nous donnons au début la nomenclature.—Si quelque accident survient, il faut prévenir immédiatement le Médecin, et, en l'attendant, suivre le plus exactement possible nos prescriptions. Nous avons indiqué, en cette circonstance, les moyens les plus simples, les plus faciles, et qui sont à la portée de tous.

Dans la seconde partie, nous avons établi un tarif pharmaceutique basé sur les prix de notre maison; et, nous le répétons une fois encore, nous n'avons pas voulu faire, en cette circonstance, de réclame, mais œuvre d'intérêt général.

Aussi, sans insister sur la modicité de nos prix ni sur la bonne préparation de nos médicaments, nous bornerons-nous à signaler comme renseignements trop souvent négligés les quelques lignes consacrées à leurs propriétés et à leur mode d'emploi.

Nous laissons d'ailleurs le lecteur juge de notre travail. Nous espérons qu'il l'accueillera favorablement; et, s'il peut lui être de quelque utilité, nous nous déclarerons satisfait, car nous aurons atteint le but que nous nous étions proposé.

MÉDECINE

ET

PHARMACIE DES FAMILLES

MOYENS GÉNÉRAUX

Dans tous les accidents des maladies dont il va être question, et en tout état de cause, si le milieu dans lequel se trouve le malade, n'est pas convenable, il faut se hâter de l'y soustraire et le transporter dans un endroit sec, frais et aéré à l'abri des rayons du soleil; débarrasser le col du malade, sa poitrine, son estomac, sa ceinture et ses poignets de toute espèce de vêtements compressifs qui peuvent gêner sa respiration, et l'étendre, s'il est possible, sur un matelas, en ayant soin de maintenir sa tête plus élevée que le reste du corps.

Nous insistons sur ces premiers soins, car nous les regardons comme infiniment essentiels avant l'administration de toute espèce de médicaments.

LISTE DES MÉDICAMENTS INDISPENSABLES

Pour l'administration des premiers secours et qui sont toujours nécessaires, à la campagne surtout.

Alcoolat vulnéraire.
Ammoniaque liquide (alcali volatil).
Baume du Commandeur.
Camomille (fleurs de).
Chlorure de chaux sec.

Chlorure de soude.
Eau de mélisse des Carmes (*Codex*).
Eau-de-vie camphrée.
Emétique, paquets de 5 centigrammes (1).
Esprit de camphre (*Codex*).
E. her sulfurique.
Extrait de Saturne.
Farine de lin.
Farine de moutarde.
Huile d'amandes douces.
Huile camphrée.
Huile de ricin.

Ipéca en poudre, paquets de 25 centigrammes.
Laudanum de Sydenham (1).
Magnésie calcinée.
Menthe poivrée.
Pierre infernale (1).
Prises de rhubarbe.
Séné mondé.
Sparadrap.
Sulfate de magnésie.
Taffetas d'Angleterre.
Teinture d'arnica.
Vinaigre anglais.
Vinaigre des quatre voleurs.

Longues bandes de toile, charpie, compresses.

Premiers secours dans les cas d'

ALLUMETTES phosphorées, dites chimiques (Empoisonnement par les), comme dans tous les accidents qui vont suivre :

Appeler immédiatement le médecin, et, en attendant, faire vomir abondamment avec 10 à 15 centigrammes d'*Émétique*, ou 1 à 2 grammes d'*Ipéca* en poudre, dissous ou délayés dans 2 ou 3 verrées d'eau chaude, administrées toutes les 5 minutes ; donner ensuite par verre, toutes les 10 minutes, 30 grammes de *Magnésie calcinée* délayée dans un litre d'eau sucrée.

AMMONIAQUE LIQUIDE (Empoisonnement par l') : — Faire vomir au moyen de l'eau tiède, bue en assez grande quantité ; administrer ensuite de l'eau vinaigrée froide (100 grammes de vinaigre par litre d'eau),

---

(1) L'Émétique, le Laudanum et la Pierre infernale ne peuvent se délivrer que sur ordonnance de médecin.

et lorsque les vomissements auront cessé donner en 3 fois, à 5 minutes d'intervalle, 5 à 6 cuillerées à bouche d'huile d'olives pour grandes personnes, et cuillerées à café pour enfants.

APOPLEXIE. — Il existe plusieurs sortes d'**Apoplexies** ; nous ne parlerons ici que de l'*Apoplexie cérébrale sanguine,* dite *foudroyante,* qui est la plus fréquente.

Quoique ses effets se manifestent inopinément, elle a cependant des signes avant-coureurs que le Médecin reconnaît toujours. Ces signes sont des Bourdonnements d'oreilles, des Éblouissements, des Étourdissements, des Pesanteurs de tête ; la mémoire fait souvent défaut, les idées ne sont plus aussi nettes, on éprouve un irrésistible besoin de sommeil, surtout après les repas, la face est généralement très-colorée.

Pour la prévenir, avoir recours à l'**Elixir anti-apoplectique des Jacobins de Rouen,** pris à la dose d'une cuillerée à bouche dans un verre d'eau sucrée après les repas, aux purgatifs, aux saignées, sangsues, sinapismes et autres moyens jugés convenables par le Médecin.

Dans le cas d'une brusque et foudroyante attaque, commencer par agir comme il est indiqué aux **Moyens généraux** maintenir la tête du malade très-élevée, comme s'il était assis, lui faire respirer de l'*Éther sulfurique,* du *Vinaigre anglais* ou des *4 voleurs.*

Compresses d'eau glacée sur la tête, *Sinapismes* (1) aux

---

(1) Le *Sinapisme* se prépare en délayant dans de l'eau à peine tiède la farine de moutarde, de manière à en former une pâte épaisse et consistante qu'on étend sur un linge pour appliquer à nu aux parties du corps indiquées ; sa durée est ordinairement de 10 à 20 minutes.

mollets, lavement avec 2 ou 3 cuillerées de *Sulfate de magnésie,* ou, à son défaut, de *Sel gris;* application de sangsues à l'anus, en attendant le Médecin.

S'il survient des vomissements, les faciliter à l'aide d'eau chaude sucrée dans un verre, dans laquelle on ajoute une cuillerée à café d'*Eau de Mélisse des Carmes* (Codex), toute autre pouvant être contraire et nuisible.

ARSENIC, *Acide arsénieux* (Empoisonnement par l'). — Faire vomir le plus promptement et le plus abondamment possible, au moyen de l'eau chaude, en même temps qu'on administrera du *Sesqui-oxide de fer hydraté gélatineux* délayé dans de l'eau sucrée, de manière à en gorger le malade (1 à 2 kilos même, s'il est nécessaire).

A défaut de ce médicament, qui ne se trouve pas toujours préparé à l'avance en aussi grandes quantités, avoir recours à la *Magnésie calcinée* qu'il est toujours plus facile de se procurer, et qui, en raison de ses propriétés purgatives, détermine plus promptement l'expulsion du poison. On peut la faire avaler en excès (150 à 200 grammes) délayée dans l'eau sucrée.

Ce moyen, employé avec le plus grand succès, a été préconisé par le savant professeur directeur de l'École de pharmacie de Paris, M. BUSSY, comme le contre-poison le plus certain de l'*arsenic*.

ASPHYXIE. — L'asphyxie est un état morbide résultant de la suspension des fonctions de la respiration.

Plusieurs causes la produisent : ce sont les boissons fermentées, la chaleur, le froid, les gaz délétères, la strangulation, la submersion.

Asphyxie par les Boissons fermentées. — Les boissons fermentées, alcools, bières, cidres, liqueurs, vins, etc., prises en excès causent une asphyxie qui peut occasionner la mort.

Les soins à donner sont ceux-ci : débarrasser le col, la poitrine, l'estomac et la ceinture de tout vêtement compressif qui peut gêner la respiration ; étendre le malade sur le côté droit en lui maintenant la partie supérieure du corps plus élevée que le reste; lui faire prendre par cuillerées 8 à 10 gouttes d'*Ammoniaque liquide* dans un verre d'eau sucrée, seulement alors, et quelques minutes après le rétablissement de la respiration lorsqu'elle a cessé; observation importante dans tous les cas d'asphyxies, et sur laquelle on ne saurait trop insister, car il serait dangereux pour le malade qu'on lui fît boire un liquide quelconque avant le rétablissement complet des fonctions de la respiration. Lui appliquer sur la tête et renouveler fréquemment des compresses d'eau vinaigrée froide pour détourner la congestion cérébrale ; sinapismes aux mollets. Le Médecin venu fera le reste.

Asphyxie par la chaleur. — Se produit par une insolation trop prolongée ou un trop long séjour dans des endroits trop fortement chauffés, tels que salles de bals, de spectacles ou de trop nombreuses réunions d'individus.

Agir comme il est indiqué aux **Moyens généraux,** sauf toutefois qu'il ne faut pas un trop brusque changement de température, mais arriver graduellement à une température plus basse. Affusions d'eau, puis d'eau plus froide sur la tête, *Sinapismes* aux mollets, faire respirer de l'*Éther sulfurique,* du *Vinaigre anglais,* etc.

Pour boisson, eau légèrement vinaigrée additionnée de 4 gouttes d'*Éther sulfurique* par verre.

Asphyxie par le froid. — Déshabiller l'asphyxié

et le plonger dans un bain d'eau froide, dont au bout de 30 minutes on élève graduellement la température jusqu'à 22 degrés dans l'espace d'une autre demi-heure. Après cette heure passée dans le bain, on l'en retire, on l'enveloppe de couvertures de laine chaudes et on le réchauffe en promenant sur son corps des fers à repasser chauds.

Exercer alternativement des compressions légères sur la poitrine et le bas-ventre, en imitant le va-et-vient d'un soufflet mis en mouvement, afin d'obtenir le rétablissement de la respiration; surtout ne point discontinuer l'emploi de ces moyens jusqu'à l'arrivée du Médecin.

Asphyxie par les gaz délétères. — Sont compris, sous cette dénomination, les gaz des fosses d'aisance, ceux d'éclairage, des égouts, des puisards, ceux surtout produits par la combustion du charbon, etc.

Exposer le plus promptement possible le malade au grand air, lui faire respirer alternativement un nouet de *Chlorure de chaux* sec aspergé de vinaigre, et de l'*Éther sulfurique*. Compresses de *Chlorure de soude* et d'eau fortement vinaigrée sur la tête; *Sinapismes* aux mollets, enfin agir comme pour l'Asphyxie par les boissons fermentées, moins l'emploi de l'*Ammoniaque*.

Asphyxie par strangulation (pendus). — Couper la corde qui suspend le pendu, le débarrasser du nœud qui entoure le cou et agir le plus promptement possible en ayant recours aux mêmes moyens que pour l'Asphyxie par les gaz délétères.

Asphyxie par submersion (noyés). — Vivement déshabiller le noyé, l'envelopper entièrement de couvertures de laine chaudes, le coucher sur le dos, légèrement tourné et la tête un peu penchée du côté droit pour faciliter l'écoulement d'un liquide muqueux qui se trouve souvent dans la trachée-artère ; débarrasser la bouche, le nez et les oreilles des mucosités qui s'y rencontrent ; faire respirer avec précaution, et alternativement, pendant quelques secondes à la fois, des odeurs fortes, telles que l'*Éther sulfurique*, l'*Ammoniaque*, le *Vinaigre anglais*, et, moins le bain, agir pour le reste comme pour l'Asphyxie par le froid.

BLESSURES. — Sous ce nom se présentent différents cas : ce sont la Contusion, la Coupure, l'Ecchymose, l'Entorse, la Fracture, la Luxation et la Plaie.

Sur la **Contusion** appliquer et renouveler fréquemment des compresses de linge fortement imbibées d'un mélange de 2 cuillerées d'*Extrait de Saturne*, et de 4 cuillerées de *Teinture d'Arnica* dans un verre d'eau très-froide.

Pour un enfant, faire boire le matin 12 à 15 gouttes de *Teinture d'Arnica* dans 2 cuillerées d'eau sucrée pendant 8 jours consécutifs.

Pour une grande personne, une cuillerée à café le matin à jeun dans un quart de verre d'eau sucrée, pendant 8 jours.

La **Coupure** peut provenir d'instruments tranchants plus ou moins propres, de morceaux de verre, de bois, de pierres, etc. Il est donc indispensable de bien faire saigner et laver la plaie pour en expulser les corps étrangers. Essuyer et assécher les bords de la plaie, les rapprocher et les maintenir au moyen de bandelettes de Sparadrap ou de Taffetas d'Angleterre, disposées et superposées plusieurs fois en croix ; puis, s'il est possible, appliquer par dessus de la charpie imbibée de *Baume du Commandeur*, qui sera maintenue par de longues bandes de toile.

L'Ecchymose. — Sera traitée en tout comme la **Contusion.**

Entorse. — Même traitement que la **Contusion.** — Après avoir plongé et maintenue la partie malade pendant une demi-heure, au moins, dans un sceau d'eau, la plus froide possible. Garder le repos le plus absolu.

La **Fracture,** de même que la **Luxation**, exigent les soins immédiats du Médecin : on devra se borner, en attendant son arrivée, à débarrasser le malade de ses vêtements, le plus doucement possible, pour lui éviter toute espèce de secousse qui pourrait le faire souffrir ; le coucher dans un lit, en soutenant, par des coussins, le membre malade, qui sera recouvert de compresses de linge très-imbibées d'un mélange de 3 cuillerées d'*Extrait de Saturne* et autant d'*Alcoolat vulnéraire* dans un litre d'eau froide,

Faire respirer au malade de l'*Éther sulfurique* ou du *Vinaigre anglais.*

La **Plaie** accidentelle, quelle que soit la cause qui l'a produite : coupure, écrasement, déchirure, sciure même, doit toujours être lavée à grande eau. Si l'hémorragie survient, applications de forts tampons de charpie trempés dans l'*Eau hémostatique* de Tisserand, renouvelés, jusqu'à cessation de l'écoulement du sang : compresses mouillées de la même eau et bandes serrées et enroulées par-dessus la partie malade.

BRULURES. — Faire tremper immédiatement la partie brûlée dans l'eau la plus froide possible, en attendant qu'on se soit procuré le liniment *Olæo-calcaire* ou un mélange, à parties égales, d'*Extrait de Saturne,* de blancs d'œufs et d'huile d'olives ou d'amandes douces, qu'on appliquera, étendu en couche très-épaisse, sur du linge, ou mieux sur une carde de coton.

CHAMPIGNONS (Empoisonnement par les). — Faire vomir immédiatement avec l'*Émétique* ou la *Poudre d'ipéca* dans l'eau chaude, puis faire prendre un purgatif pour faire évacuer le poison passé dans les intestins.

Donner en même temps une infusion de feuilles d'oranger, dans laquelle on mettra 10 gouttes d'*Éther sulfurique* par verre.

Mettre alors le malade pendant 20 minutes dans un bain à 24 degrés, pendant la durée duquel on lui maintiendra sur la tête des compresses d'eau glacée, et, au sortir, on lui appliquera sur le ventre des cataplasmes émollients. On lui fera boire ensuite de la tisane de graine de lin. S'il survenait du délire ou des convulsions, il faudrait appliquer des sinapismes aux mollets et aux pieds.

CHIENS ENRAGÉS (Morsure par les). — Presser la plaie dans tous les sens pour la faire saigner, y appliquer des ventouses, laver ensuite avec l'eau salée. Si la plaie est sinueuse, l'agrandir au moyen d'une lancette, d'un canif ou de tout autre instrument bien tranchant, puis la cautériser profondément au fer rougi à blanc : 7 ou 8 heures plus tard, recouvrir la plaie brûlée d'un large vésicatoire, dont on entretient la suppuration.

CONSTIPATION chez les grandes personnes. — Quoique cette maladie ne soit pas accidentelle, mais bien plutôt chronique, elle constitue un état anormal si fréquent, cause de tant d'autres maladies dont on ne se doute généralement pas, que nous ne croyons pas devoir la passer sous silence : migraines, manque d'appétit, maux d'estomac, mauvaises digestions, puis inflammations des tubes digestif et intestinal en sont les conséquences. Urgence donc de s'en débarrasser au plus vite à l'aide de lavements émollients, grands bains, suppositoires, *Prises de Rhubarbe,* etc.

Le moyen le plus efficace pour la combattre et la détruire est l'emploi des *Pilulæ hydragogæ* (Codex) à la dose de 1 ou 2 dans la première cuillerée de potage de chacun des deux principaux repas, de manière à obtenir une ou deux évacuations par vingt-quatre heures.

Ne rien changer à son régime habituel.

CONVULSIONS des Enfants. — Faire prendre 3 gouttes d'*Éther sulfurique* dans une cuillerée d'eau sucrée toutes les 3 minutes : compresses d'eau vinaigrée froide sur la tète, cataplasmes sinapisés aux pieds. S'il existe de la constipation, donner un lavement purgatif; si la convulsion persiste, appliquer une sangsue derrière chaque oreille.

Pour prévenir cette maladie, souvent si funeste, l'application de *Colliers d'ambre* autour du cou des enfants a été vantée de toute antiquité comme le préservatif par excellence, à cause du courant continu d'électricité qu'ils développent; mais pour cela faut il que ces colliers soient en *Ambre véritable,* et non en verroteries ou compositions fausses qui lui ressemblent beaucoup.

L'*Ambre* vrai, qui est un médicament, doit toujours être demandé dans les pharmacies.

CROUP. — La toux croupale est si différente des autres toux, que le cœur vigilant des mères s'y trompe difficilement. Aussi doivent elles avoir toujours à leur disposition des prises de *Poudre d'ipéca* de 25 centigrammes chacune, pour, en cas d'urgence, pouvoir en administrer 3 ou 4, à 5 minutes de distance, dans une cuillerée d'eau chaude, jusqu'à ce qu'il soit survenu 4 ou

5 vomissements en attendant la visite du Médecin. Appliquer ensuite des cataplasmes sinapisés aux pieds, et, parfois, 2 ou 3 sangsues à l'anus, suivant l'âge et la force de l'enfant.

CUIVRE (Monnaie de). — Il arrive souvent que des enfants avalent des pièces de 1 et même de 2 centimes en cuivre. Ne point faire prendre de vomitif, mais donner préférablement à tout autre *purgatif* celui à la *Magnésie calcinée*, 5 à 10 grammes, délayée dans un demi-verre ou un verre d'eau sucrée. Lorsque la pièce de monnaie a été évacuée, et même auparavant, faire boire en abondance du lait ou de l'eau albumineuse sucrée.

L'eau albumineuse se prépare en battant, pour les faire mousser, 6 blancs d'œufs dans 1 litre d'eau sucrée, qu'on passe à travers un linge.

DIARRHÉE. — Faire diète d'aliments. Pour boisson, eau de riz avec sirop de coings, ou 6 blancs d'œufs battus dans un litre d'eau, avec addition de 150 grammes de sirop de coings. Quarts de lavement, matin et soir, avec 20 grammes d'amidon purifié et 8 gouttes de *Laudanum* de Sydenham par chaque quart, qu'on tâchera de conserver.

Quelques prises, chaque jour, de *Sous-Nitrate de bismuth* dans une cuillerée de *Vin digestif* au quinquina et au cacao.

EAU DE JAVELLE (Empoisonnement par l'). — On ne connait jusqu'ici de moyen plus certain de neutraliser ses effets que l'emploi de la *Magnésie*, délayée à la dose de 30 grammes dans 1 litre d'eau sucrée froide, bu par verre toutes les 10 minutes.

ÉPILEPSIE (Haut-mal, mal caduc). — Étendre le malade sur le dos, la tête plus élevée que le reste du corps (*voir* aux **Moyens généraux**) et se borner à lui appliquer sur la tête et le front des compresses d'eau froide. Laisser le malade livré à lui-même, en éloignant de sa personne les objets et corps durs contre lesquels il pourrait se heurter au milieu des crises convulsives de son accès.

Plus tard, infusion de *Fleurs de tilleul* et *d'oranger*, avec une cuillerée à café d'*Eau de Mélisse des Carmes* (Codex) par verre.

ÉVANOUISSEMENT. — Placer le malade dans un lieu frais et aéré, la tète assez élevée, le débarrasser, comme il est indiqué aux **Moyens généraux**, de tout ce qui pourrait entraver sa respiration.

Affusions d'eau froide sur la tète, le front et les tempes. Faire respirer de temps à autre de l'*Éther sulfurique* et du *Vinaigre anglais*.

Si la face est fortement colorée et la respiration bruyante, application de sinapismes aux mollets, en attendant le Médecin.

ÉGOUTS — Voir *Asphyxie par les Gaz délétères*.

ÉTOURDISSEMENTS.—Applications d'eau froide sur la tète ; sinapismes aux mollets ou bains de pieds sinapisés ; purgatifs ; sangsues à l'anus ou saignées : appeler son Médecin.

EXTRAIT de Saturne et **Préparations de Plomb** (Empoisonnement par l'). — Faire vomir, comme il a été indiqué précédemment, avec la poudre d'*Ipéca;* puis faire boire en abondance des eaux sulfureuses naturelles de *Bonnes* ou d'*Enghien ;* ensuite de la *Magnésie calcinée*, délayée dans l'eau sucrée à la dose de 30 grammes par litre. Cataplasmes émollients sur le ventre, lavements à l'eau de graine de lin ou de guimauve.

FLEURS (Asphyxie par l'Émanation des). — Il arrive fréquemment qu'ignorant les conséquences funestes que peuvent avoir les fleurs odorantes surtout, on en orne et parfume différentes pièces des appartements, quelquefois même jusqu'aux chambres où l'on couche : les y laisser pendant la nuit, alors que l'on y sommeille, constitue un grave danger, puisque l'asphyxie peut en être la conséquence pour les grandes personnes et, à plus forte raison, pour les jeunes enfants.

Premiers secours : Voir *Asphyxie par les Gaz délétères*.

FOSSES D'AISANCES (Asphyxie par les). — Voir *Asphyxie par les Gaz délétères*.

FOULURES. — Voir *Contusion*.

HÉMORRAGIES.—Si l'hémorragie provient d'une plaie faite à un des membres, pratiquer immédiatement au-dessus de la plaie une ligature un peu serrée, au moyen de bandes de toile. Appliquer des tampons de charpie, des compresses et des bandes souvent renouvelées et fortement mouillées d'*Eau hémostatique de Tisserand*, jusqu'à cessation d'hémorragie.

Cette Eau se donne également avec succès par cuillerée à bouche toutes les heures, dans les crachements et vomissements de sang.

HERNIES ÉTRANGLÉES. — Coucher le malade sur le dos, la tête assez élevée, les cuisses infléchies le plus possible sur le bas-ventre : applications, sur la hernie, de compresses d'eau froide jusqu'à l'arrivée du médecin.

INDIGESTIONS. — Donner, par petites tasses, des infusions de *Thé noir* ou de *Camomille*, additionnées d'une cuillerée à café d'*Eau de Mélisse des Carmes* du Codex par tasse.

IVRESSE. — Voir *Asphyxie par les Boissons fermentées.*

LAUDANUMS et **OPIUM** (Empoisonnement par les). — Urgence de faire vomir promptement au moyen de l'*Émétique*, administré à la dose de 5 centigrammes dans un demi verre d'eau chaude toutes les 5 minutes : cette dose pourra être répétée 3 ou 4 fois selon l'âge, la force du malade et aussi selon la quantité de poison qui aura été avalée.

Les vomissements terminés, faire boire souvent et en abondance une infusion très-chargée de *Café torréfié.*

S'il survient de la somnolence ou du sommeil, faire des frictions sèches sur tout le corps, pour entretenir la chaleur et la circulation du sang; appliquer des sinapismes aux mollets. Compresses d'eau vinaigrée froide sur la tête, le front et les tempes. Lavement purgatif avec 20 grammes de *Séné* et 40 grammes de *Sulfate de magnésie* infusés 10 minutes dans 3 verres d'eau bouillante; le répéter, si le premier ne produit pas d'effet.

Même traitement pour les Empoisonnements par l'Aconit, la Belladone, la Digitale, la Jusquiame, le Pavot, le Stramonium et autres plantes narcotiques.

MOULES, Congres, Dorades, Huîtres, Viandes gâtées (Empoisonnement par les). — L'empoisonnement par les Moules offre des caractères particuliers, dont certains lui sont propres et qui se manifestent avec une rapidité surprenante : ainsi, des violents étouffements et des douleurs d'estomac, gonflement extraordinaire de la tête, du ventre et de tous les membres, au point de devenir d'un quart plus volumineux; tout le corps, la figure surtout, acquiert une coloration rouge lie de vin.

Les autres Poissons vénéneux font surgir à la peau des boursoufflures semblables en tout à celles produites par les orties.

Faire vomir le plus promptement possible, avec 10 à 15 centigrammes d'*Émétique*, et suivre le même traitement que celui indiqué pour l'*Empoisonnement par les Champignons*.

NOYÉS. — Voir *Asphyxie par Submersion*.

PENDUS. — Voir *Asphyxie par Strangulation*.

PHOSPHORE. — Voir *Empoisonnement par les Allumettes chimiques*.

PIQURES par les Abeilles, Araignées, Cousins, Fourmis, Frélons, Guêpes, Mouches, Scorpions et autres Insectes.

Si la piqûre ne fait éprouver que de légères démangeaisons, frottez-la avec 20 gouttes d'*Ammoniaque* dans une cuillerée d'*Esprit de Camphre*; si, au contraire, on éprouve à la piqûre une grande chaleur; si les démangeaisons sont violentes et qu'on puisse craindre que l'insecte ait pu sucer des cadavres putréfiés ou des animaux morts du *Charbon*, il faut s'empresser de retirer l'aiguillon qui a produit la piqûre, et qui reste très-souvent engagé dans la peau; puis cautériser, en appliquant à plusieurs reprises sur la petite plaie, de l'*Ammoniaque* liquide, et la frotter avec le bouchon de verre du flacon. Le Médecin venu fera des cautérisations plus énergiques, s'il les juge nécessaires.

PUISARDS. — Voir *Asphyxie par les Gaz délétères*.

RAGE. — Voir *Chiens enragés* (Morsure par les).

SAIGNEMENT DE NEZ (Hémorragie nazale). —

Accident, souvent occasionné l'été par une marche forcée au soleil, pendant les grandes chaleurs du jour.

Faire tenir au malade, pendant 20 à 25 minutes au moins, les deux mains croisées sur le sommet de la tête. Compresses d'eau froide vinaigrée sur le front, la tête et les tempes.

Si le saignement de nez persiste, faire renifler fortement de l'*Eau hémostatique de Tisserand;* bain de pieds à la farine de moutarde.

SYNCOPE. — Voir **Moyens généraux**. — Faire respirer du *Vinaigre anglais*, puis de l'*Éther sulfurique*. L'éther pourra servir aussi à frotter le front et les tempes; projections rapides d'eau glacée sur la figure; sinapismes aux mollets.

VERDET-GRIS et Sels de cuivre en général (Empoisonnement par les).—Faire vomir le plus promptement possible au moyen de 10 à 15 centigrammes d'*Émétique* ou 1 à 2 grammes de poudre d'*Ipéca*, dans 3 verres d'eau chaude, administrés toutes les 5 minutes, pour faciliter l'expulsion du Poison. Faire boire ensuite en abondance de l'*Eau albumineuse* sucrée, tiède, ou du lait chaud et sucré : cataplasmes émollients sur l'estomac et le ventre ; lavements de lait sucré.

VIPÈRE (Morsure de la). — Pratiquer le plus promptement possible une ligature peu serrée au-dessus de la plaie, qu'on fera saigner pendant quelque temps, en la comprimant pour faciliter l'écoulement du sang : cautériser ensuite avec un fer rougi à blanc ou avec la pierre infernale; puis faire boire en grande quantité de l'huile d'olives la plus pure possible.

VOMISSEMENTS. — Boissons glacées par une

cuillerée à la fois. — Petits fragments de glace. — *Potion anti-vomitive* de Rivière, par 2 cuillerées toutes les 10 minutes. — *Potion anti-spasmodique*, par cuillerée, tous les quarts d'heure.

VOMISSEMENTS de sang (Hémoptysie). — Applications de compresses d'eau vinaigrée froide sur la tète; sinapismes aux mollets; faire boire toutes les heures 2 cuillerées à bouche d'*Eau hémostatique de Tisserand.*

Appeler immédiatement le Médecin, de même qu'il y a urgence de le faire dans tous les cas des maladies accidentelles dont il a été question dans cette petite brochure.

MÉDICAMENTS

JOURNELLEMENT EMPLOYÉS ET RECOMMANDÉS

PAR LES SOMMITÉS MÉDICALES.

----

fr. c.

ALCOOLAT vulnéraire. Se prend dans l'eau sucrée à la suite de chutes ou de coups; s'applique en compresses sur les contusions.   Le flacon.   1 25

AMBRE jaune ou **Succin** est un corps minéral qui se rencontre dans la mer Baltique : il est transparent, d'un jaune pâle ou doré, rarement verdâtre, quelquefois opaque ou mat : il acquiert par le frottement et la chaleur une électricité très-marquée. Cette propriété lui a valu d'être considéré, de temps immémorial, comme anti-convulsif et anti-nerveux. Aussi en fait-on des *colliers* qui sont regardés, à juste titre, comme *préservatifs des convulsions* chez les enfants. Nous avons une collection complète de ces colliers dont les prix varient de 3 francs à 100 francs et au-delà. Nous les garantissons comme étant tous en ambre véritable; car malheureusement il existe beaucoup de colliers en verroteries et autres compositions qui ressemblent à l'ambre vrai et sont vendus comme tels par ces marchands hybrides qui se vendraient eux-mêmes plutôt que de ne faire aucun commerce. La plupart ne savent même pas avec quelle marchandise ils trompent ainsi le public.

fr. c.

AMMONIAQUE liquide. S'emploie à l'extérieur contre la piqûre des insectes et la morsure des animaux venimeux.   Flacon bouché en verre. 1 25

BAIN alcalin, stimulant de la peau.   » 30

BAIN fortifiant aromatique, assouplit et donne de la force aux membres et aux articulations. Le flacon. 1 »

BAIN sulfureux, dit de Baréges, s'employe dans différentes maladies de la peau.   » 40

BAUME du Commandeur. S'applique en compresses sur les coupures et les plaies récentes. Le flacon. » 75

BAUME odontalgique. En applications au moyen de coton sur les dents gâtées, calme promptement les douleurs les plus aiguës. Le flacon. 1 50

BAUME Opodeldoch. En frictions contre les douleurs rhumatismales, immédiatement après appliquer du *Papier chimique.* Le grand flacon. 1 60
Le demi-flacon. » 90

BENZINE purifiée, pour enlever les taches de graisse sur les étoffes. Le flacon. » 60

CHLORURE de chaux sec. Anti-putride, désinfectant. Un nouet de linge qui en est rempli et aspergé de vinaigre se fait respirer aux asphyxiés par les gaz délétères. 100 grammes. » 50

CHLORURE de soude ou liqueur de Labarraque. Anti-putride et désinfectant comme le précédent, mais plus certain dans son action, s'emploie étendu de 4 à 5 fois son poids d'eau, comme préservatif des maladies contagieuses et pour purifier l'air dans tous les lieux où il est susceptible de se vicier. Mélangé pur avec du vinaigre, il se fait respirer aux asphyxiés par les gaz délétères. La bouteille. 1 25

COLD CREAM pour adoucir la peau. 100 gram. 1 »

COLLYRE Rose ou **de Mademoiselle Rose,** connu depuis plus de cinquante années pour combattre les inflammations des yeux et des paupières. Le flacon. 1 «

fr. c.

DRAGÉES d'iodure de fer, contre l'appauvrissement du sang, les maladies lymphatiques et scrofuleuses, les pertes blanches, les maux d'estomac et la débilité.   Le 100. 2 50

EAU DE COLOGNE distillée des fleurs.
    Le flacon. 1 »

EAU DENTIFRICE de Botot. Raffermit les gencives et les dents ébranlées et donne à l'haleine un parfum des plus suaves.   Le flacon. 1 25

EAU ou **Elixir anti-apoplectique des Jacobins de Rouen.** Excellent stomachique pris à la dose d'une cuillerée à bouche dans un verre d'eau sucrée après les repas, il diminue la congestion du sang vers le cerveau, qui accompagne ordinairement les digestions laborieuses, et sert à prévenir les attaques d'apoplexie.   Le flacon. 3 »

EAU HÉMOSTATIQUE de Tisserand. S'emploie à l'intérieur à la dose de 4 à 5 cuillerées à bouche par jour dans les crachements et vomissements de sang ; à l'extérieur, en mouillant des tampons de charpie, des compresses et des bandes qu'on applique pour arrêter les hémorragies.   Le flacon. 2 50

EAU DE MÉLISSE DES CARMES (*Codex*). Vers l'année 1629, l'**Eau de Mélisse des Carmes** fut inventée par des religieux qui habitaient la rue de Vaugirard. Vers 1754, le célèbre Dr **Lemery**, de l'Académie des sciences, rectifia ce qu'il y avait d'incompatible dans la recette de ce médicament. En 1784, **Baumé**, de l'Académie des sciences ; en 1848, les professeurs des Écoles de médecine et de pharmacie ; en 1837, une Commission nommée par le gouvernement, et enfin, en 1866, une Commission nouvelle, et composée des professeurs des Écoles de médecine et de pharmacie, MM. Dumas, Rayer, Bouchardat, Grisolle, Regnauld, Tardieu, Wurtz, Bussy, Chatin, Guibourt, Lecanu, Buignet, et de MM. Gobley, de l'Académie de médecine ; Mayet, Mialhe, Schaeuffele, Petit et

fr. c.

Mourier, viennent de réformer la recette primitive comme défectueuse et de composer l'**Eau de Mélisse des Carmes** (*Codex*).

C'est ce précieux médicament que nous livrons aujourd'hui au public, avec toutes les garanties que peut offrir une préparation consciencieuse et habile que l'on rechercherait vainement chez des individus complétement étrangers aux sciences chimiques et pharmaceutiques, et encore plus à l'art de guérir.

L'**Eau de Mélisse** est excellente pour toutes les maladies où il est nécessaire de pénétrer et d'exciter la circulation du sang, comme dans l'apoplexie, la paralysie, l'épilepsie, les palpitations, les vapeurs hystériques, les vertiges, les syncopes, les faiblesses, les obstructions du foie et de la rate, particulièrement les coliques venteuses et nerveuses, les douleurs rhumatismales, etc.

Par ses propriétés toniques, cordiales, stomachiques, vulnéraires et céphaliques, elle fortifie le cerveau, le cœur et l'estomac; elle dissipe les vapeurs, la migraine et la mélancolie; elle cicatrise promptement les plaies qui ne sont pas d'une mauvaise nature. On l'administre à l'intérieur pour éviter l'extravasion du sang après les chutes, les foulures et les contusions, et, pour empêcher les dépôts de se former, on l'applique en compresses.

Pour prévenir les maladies que nous venons de signaler ci-dessus, il est indispensable de prendre, tous les matins, à jeun, et après chaque repas, 1 cuillerée à café d'**Eau de Mélisse des Carmes** (*Codex*), dans 1/2 verre d'eau sucrée.

Si on éprouve quelques symptômes avant-coureurs, il est de toute nécessité de pratiquer des frictions; et même d'en appliquer des compresses bien imbibées sur le point le plus douloureux.

L'**Eau de Mélisse des Carmes** du *Codex*, seule approuvée par le Gouvernement et les Facultés de médecine et de pharmacie, n'offre de garanties réelles à la santé publique qu'autant qu'elle a été pré-

fr. c.

parée par le pharmacien, qui, par de nombreuses an‑
nées d'études et une longue expérience, réunit toutes
les capacités nécessaires pour connaître, choisir et
préparer les médicaments.

Rejeter, comme nuisibles, toutes Eaux des Carmes
qui, par leur origine, ne sont point médicaments,
puisqu'elles ne portent pas le cachet distinctif du
pharmacien.   Le flacon.   » 90

EAU DE VICHY artificielle.   La bouteille.   » 50

EAU-DE-VIE camphrée. En frictions contre
les douleurs rhumatismales, en compresses sur les
contusions.   100 grammes.   » 60

EAU-DE-VIE de lavande ambrée. Une
cuillerée dans une cuvette d'eau pour les soins de
la toilette.   Le flacon.   1 »

EAU résolutive, pour lotions et compresses,
dans les cas de contusions, entorses, foulures, gon‑
flements, etc.   Le flacon.   1 25

EAU sédative de Raspail.   Le litre.   » 40

ELIXIR anti-laiteux de Courcelles. Fait
disparaître le lait des nourrices et prévient les suites
de ce qu'on appelle vulgairement lait répandu.

                                      Le flacon.   2 »

ESPRIT de camphre. S'emploie dans les
mêmes cas que l'eau-de-vie camphrée et la rem‑
place avec beaucoup plus d'énergie.   100 grammes. 1 »

ETHER sulfurique. Se donne à la dose de
quelques gouttes sur du sucre ou avec l'eau sucrée
dans les affections nerveuses et les spasmes de l'es‑
tomac.   Le flacon bouché en verre.   1 50

EXTRAIT de saturne. Étendu dans l'eau avec
l'alcoolat vulnéraire, s'applique en compresses sur les
contusions et les foulures ; il sert aussi en injections
contre les fleurs blanches.   100 grammes.   » 60

GRAINE de moutarde blanche, toujours
nouvelle.   Le paquet de 500 grammes,   1 »

fr. c.

GRAINS de santé. Contre les constipations, les embarras de l'estomac, les glaires, etc. La boîte. 1 25

HUILE acoustique contre les douleurs d'oreilles, 10 gouttes, matin et soir, dans le conduit auditif. » »

HUILE d'amandes douces pure. 100 gram. » 80

HUILE camphrée. Dans tous les cas où l'eau-de-vie camphrée est trop irritante. 100 grammes. » 80

HUILE DE FOIE DE MORUE, MÉDICI-NALE, naturelle, brune, purifiée par un procédé qui nous est tout spécial. Ce médicament convient surtout aux enfants et aux personnes lymphatiques, d'une constitution débile, affectées d'engorgements pulmonaires, etc. Elle est dépurative, digestive et fortifiante. *Se défier* des prétendues Huiles de Foie de Morue vendues dans le commerce par des industriels étrangers à la pharmacie, marchands de mélanges de toutes sortes d'huiles de poissons pourris tels que Baleines, Cachalots, Requins, bonnes tout au plus pour la corroierie ; qui n'ont rien de médicinal et que l'on doit rejeter, car elles produisent des effets désastreux sur certaines organisations qui ont eu le malheur d'en faire usage, même pendant un temps assez court. *L'Huile Médicinale ne se trouve que dans les pharmacies.* Le litre. 4 50

HUILE de ricin, 1re expression faite à froid, toujours récente, sans odeur ni saveur. 30 grammes. » 50

LIQUEUR tonique. Elle arrête la chute des cheveux et fortifie le cuir chevelu en faisant tomber les pellicules qui en détruisent les bulbes. Flacons. 1 75 et 1 »

MAGNÉSIE calcinée. Contre les aigreurs d'estomac, la constipation, les migraines, etc. A la dose de 12 à 15 grammes dans un verre d'eau sucrée, elle est un agréable purgatif pour les grandes personnes. Le flacon. 1 »

MOUTARDE blanche. Cette graine, produit

fr. c.

de la nature, par conséquent la même pour tous, puisqu'elle ne croît pas différente pour A. B. C. D, plutôt
que pour E. F. G. H, est mondée et nettoyée dans l'intérieur de notre officine avec tous les soins de la plus
exquise propreté ; cachet distinctif du pharmacien,
auquel le malade devrait surtout prêter la plus grande
attention.   Le paquet de 500 grammes. 1 »

ONGUENT Canet. Étendu sur un linge, sert au
pansement, matin et soir, des clous, furoncles et même
des plaies et ulcères de mauvaise nature. Le rouleau. 1 »

PAPIER chimique pour la guérison des cors
aux pieds, durillons, oignons. Dans les douleurs rhumatismales, il s'applique après la friction avec le *Baume
Opodeldoch.*

Il s'emploie aussi contre les douleurs, la goutte, les
rhumatismes, les rhumes et toux violentes.

Le rouleau. 1 50
Le 1/2 rouleau. » 80

PAPIER du Pauvre Homme. Employé
comme révulsif pour faire rougir et irriter la peau
dans les enrouements, extinctions de voix, grippes et
toux chroniques et périodiques.   Le rouleau. » 90

PASTILLES de Baume de Tolu. Frappées
à notre nom, de même que toutes nos Pastilles, elles
offrent une garantie que n'ont pas tous autres produits
similaires. Elles s'emploient dans les bronchites, catarrhes, rhumes et autres affections de poitrine où il
est nécessaire d'exciter et d'amener l'expectoration ;
elles sont d'un parfum et d'une saveur des plus agréables.   100 grammes. 1 »

PASTILLES de gomme.   100 grammes. » 80

Id.   **de guimauve.** 100 grammes. » 80

Id.   **d'ipéca,** expectorantes et incisives,
à la dose de 5 à 6 par jour ; un plus grand nombre
peut amener des vomissements.   100 grammes. » 80

PASTILLES de Vichy. Absorbantes, digestives

2.

fr. c.

et toniques ; elles neutralisent les aigreurs d'estomac
et facilitent les digestions.   100 grammes.   » 80

**PATÉS de guimauve, de jujubes, de
lichen, de réglisse.** Adoucissantes et pectorales ;
elles s'employent dans les bronchites, catarrhes et
autres légères irritations pulmonaires.   100 grammes.   » 60

PILULES contre la goutte, de QUENTIN.
Préventives de cette funeste maladie, prises à la dose
de 1, matin et soir, elles l'empêchent de se reproduire
aussi fréquente et aussi intense que de coutume.

Le flacon. 10   »

PILULES ferro-manganésiennes, s'emploient principalement pour guérir la chlorose (pâles
couleurs), fortifier les tempéraments faibles et lymphatiques ; rétablir les forces épuisées, soit par des
pertes blanches, soit par des fatigues de toute nature ;
exciter l'appétit ; enfin hâter le retour de la santé dans
les convalescences à la suite de longues maladies. Elles
se prennent généralement par 2, le matin, à jeun, et
autant le soir, au moment du coucher.   La boîte.   3   »

PILULES ferrugineuses, selon la formule
VALLET, à peu près mêmes propriétés que les précé-
dentes, mais beaucoup moins actives.   Le 100.   2 50

PILULÆ hydragogæ (*Codex*), entièrement vé-
gétales, dépuratives, toniques et purgatives, prescrites
pendant plus de 60 années par le Dr LAPOUGE, ancien
chirurgien-major des armées, dans tous les cas où la
constipation est la suite d'une occupation sédentaire,
d'un tempérament sanguin, d'un travail intellectuel
trop prolongé, de maux d'estomac, de mauvaises digestions, de manque d'appétit, etc. Les affections nerveuses, les céphalalgies, les dérangements de la mens-
truation, la goutte, la jaunisse, les maladies de la
peau lui doivent aussi souvent leur guérison. Elles
s'emploient généralement à la dose de 2, 3, 4 ou 5, le
matin à jeun, dans la première cuillerée de potage, et
autant, et de la même manière, au dîner, selon le

fr. c.

nombre qu'il est nécessaire d'en prendre chaque jour pour obtenir 1 ou 2 évacuations par 24 heures. Dans tous les cas des maladies citées plus haut, il est préférable de commencer par 2 pilules d'abord, puis augmenter graduellement jusqu'à ce qu'on obtienne l'effet attendu. La boîte de 40 pilules. 2 »

La boîte de 100 pilules. 4 »

PILULES d'iodure de fer, selon la formule BLANCARD. Mêmes propriétés que les **DRAGÉES d'iodure de fer.** Le 100. 2 50

PILULES de Morison. Laxatives à la dose de 2 ou 4 par jour. La boîte. 1 50

POMMADE anti-goutteuse de QUENTIN, appliquée en onctions dès le début de l'attaque de cette cruelle maladie, fait disparaître la douleur la plus violente comme par enchantement : réussite des plus heureuses qu'aucun autre spécifique connu jusqu'à ce jour n'a pu obtenir. Le pot. 5 »

POMMADE camphrée. Usage très-connu. 100 grammes. » 80

POMMADE aux concombres. Adoucit et rafraîchit la peau. 100 grammes. » 80

POMMADE contre les dartres et les démangeaisons, fait cesser celles-ci, même les plus violentes, dans l'espace de 4 à 5 jours, par son application, au moyen de charpie sur la partie malade. La démangeaison cessant, la dartre disparaît, surtout lorsqu'on fait usage des dépuratifs usités en pareils cas, tels que l'essence concentrée de salsepareille, etc. Le pot. 2 »

POMMADE de DUPUYTREN contre la chute des cheveux. Le pot. 2 50

POMMADE contre les hémorrhoïdes, s'emploie en applications sur les parties affectées au moyen de charpie fortement imprégnée : 2 ou 3 suffisent ordinairement pour faire cesser les douleurs les plus violentes. Le pot. 5 »

fr. c.

POMMADE pour l'entretien et la conservation de la chevelure, s'applique ainsi que celle de Dupuytren, lorsque le cuir chevelu a été nettoyé de ses pellicules et raffermi par la *Liqueur tonique.* Le pot. 1 »

POUDRES digestives se prennent à la dose d'une prise avant chaque repas dans un quart de verre d'eau sucrée. La boîte. 1 50

PURGATIF magnésien, ou **d'Impératrice.** Délayé dans un verre d'eau froide et pris le matin à jeun, constitue la purgation la plus douce et la plus agréable contre les **aigreurs d'estomac, la bile et les glaires.** Le flacon. 1 50

RHUBARBE de Chine. 12 prises. La boîte. 1 »

SEL de Vichy. Produisant une eau artificielle remplaçant avantageusement l'eau naturelle. 20 doses pour 20 bouteilles d'eau. 2 »

SIROP anti-scorbutique. Dépuratif excellent pour les grandes personnes. La 1/2 bouteille. 1 75

SIROP anti-scorbutique de QUENTIN, dit de LIÉBERT, est le meilleur tonique et dépuratif pour les enfants. On leur en fait prendre une cuillerée à bouche le matin à jeun et autant le soir au moment du coucher. Succès complet depuis plus de 50 années.
Le flacon. 3 »

SIROPS de capillaire, de gomme, de guimauve, adoucissants et pectoraux pour édulcorer les tisanes dans les cas de légers rhumes.
La 1/2 bouteille. 1 15

SIROPS de cerises, groseilles, orgeat délayés dans l'eau forment d'agréables boissons rafraîchissantes. La 1/2 bouteille. 1 40

SIROP d'écorces d'oranges amères. Anti-nerveux, anti-spasmodique et tonique, est un puissant réparateur des fonctions de l'estomac.
La 1/2 bouteille. 2 25

fr. c.

SIROP d'huile de foie de morue du Dr KUSSLER. Admis à l'Exposit'on universelle de 1867, ce médicament, recommandé par les sommités médicales, commence à opérer une révolution parmi les moyens analogues employés comme toniques légers et dépuratifs destinés aux enfants et aux personnes délicates. D'une odeur et d'une saveur des plus suaves, il est accepté par les malades les plus difficiles, qui n'éprouvent plus ces dégoûts insurmontables que leur offrent généralement les huiles de foie de morue, sous quelque forme qu'elles se présentent. Ce sirop contient 70 pour 100 d'huile brune naturelle et médicinale. Le flacon. 3 50

SIROP d'iodure de fer. Mêmes propriétés que les Dragées et les Pilules. La 1/2 bouteille. 2 50

SIROP pectoral incisif du Dr LAPP, est peut-être le plus ancien et le meilleur des pectoraux connus pour son efficacité dans les cas de toux, rhumes, catarrhes, enrouements, coqueluches, asthmes, bronchites, et généralement toutes les affections de poitrine. Il se prend à la dose de 1 cuillerée à bouche toutes les 3 heures, soit pur ou dans de la tisane. 1 cuillerée à café toutes les 2 heures suffit pour les enfants au-dessus de 6 ans; au-dessous de 4 ans, 2 ou 3 cuillerées à café par jour.

SIROP de Tolu. Balsamique des plus agréables, se donne à volonté dans les asthmes et catarrhes. La 1/2 bouteille. 2 50

SIROP toni-ferrugineux, puissant réparateur, tonique et digestif par excellence, rend au sang la richesse perdue et ramène la brillante santé. La 1/2 bouteille. 3 75

TABLETTES de dattes au lichen de QUENTIN, s'emploient dans les mêmes maladies que le Sirop pectoral du docteur LAPP; elles sont éminemment adoucissantes et facilitent l'expectoration. La boîte. 1 25

fr. c.

TEINTURE d'arnica. Contre les chutes et les contusions. Pure ou mélangée d'autant d'eau, elle s'applique en compresses. On en fait boire le matin à jeun : aux enfants, 12 gouttes dans 2 cuillerées d'eau sucrée; aux grandes personnes, 1 cuillerée à café dans un quart de verre d'eau sucrée pendant 8 jours.

Flacons depuis » 75

TEINTURE de benjoin. Délayée dans l'eau, elle forme ce que l'on nomme *Lait virginal* et s'emploie pour tous les usages de la toilette; elle adoucit, blanchit et parfume la peau dont elle enlève et dissipe les efflorescences et les rougeurs. Une cuillerée à café par verre d'eau.   Le flacon. 1 50

TEINTURE de quinquina. Fébrifuge, tonique par excellence pour arrêter la chute des cheveux en fortifiant le bulbe du cuir chevelu. S'en imbiber la tête le matin une fois par semaine.   Le flacon. 1 50

TOPIQUE QUENTIN. Amène la guérison des maux de reins en 48 heures; pour l'emploi de ce précieux médicament, observer la prescription suivante :
Verser en deux fois le tiers environ du topique et frictionner pendant 5 minutes la partie douloureuse. Nouer ensuite autour des reins, en le serrant légèrement, le fil électro-réophore qui accompagne chaque flacon et maintenir constamment ses perles sur la colonne vertébrale ; cette friction se renouvellera deux autres fois et de la même manière, à 24 heures de distance, le mal de reins aura disparu.   Prix. 20 »

VALÉRIANATE d'ammoniaque, formule Pierlot. Médicament souverain dans toutes les affections nerveuses. Toujours récemment préparé par nous, son efficacité est certaine. La dose est d'une cuillerée à café matin et soir dans un quart de verre d'eau sucrée.
Au lieu de six francs,   Le flacon. 5 »

VIN anti-hydropique de Quentin, consacré par plus de 25 années de succès, réussit généralement

fr. c.

pour la guérison des hydropisies essentielles du ventre.

La dose est de 60 grammes pris pur le matin à jeun pendant 4 jours, 90 grammes pendant quatre autres jours, et enfin 120 grammes jusqu'à cessation de la maladie, sous la surveillance de son médecin ; ce vin étant diurétique, sudorifique et purgatif, il convient de ne manger que cinq à six heures après l'avoir bu : et encore devra-t-on se contenter d'une légère soupe aux herbes.   Le grand flacon. 12   »

VIN anti-scorbutique. Se donne aux adultes et aux grandes personnes. Mêmes propriétés que le sirop.   La 1/2 bouteille.   1 50

VIN de quinquina au bordeaux. Fortifiant, tonique, une cuillerée à bouche avant les repas.

La bouteille.   3   »
La 1/2 bouteille.   1 75

VIN de quinquina au madère ou au malaga. Jouit des mêmes propriétés que le précédent, mais il est moins désagréable à boire.   La 1/2 bouteille.   2 75

VIN digestif de Quentin au quinquina et cacao. Suave et délicieuse liqueur, qui jouit au plus haut degré de remarquables propriétés apéritives et nutritives. Il donne à l'appareil digestif et lui fait éprouver, ainsi qu'à tout l'organisme, un sentiment de bien-être et de force pendant le temps de la digestion, à la place du malaise et des souffrances antérieures. Il excite l'appétit et se fait désirer des jeunes enfants et des femmes auxquels il convient plus spécialement.

. La dose, pour les enfants, est d'une cuillerée à café, et d'une cuillerée à bouche pour les grandes personnes avant et après chaque repas.   La 1/2 bouteille.   3   »

VINAIGRE des Quatre-Voleurs. S'emploie comme préservatif des maladies contagieuses. On s'en frotte les mains et le visage, on en brûle dans les appartements, on en fait aspirer dans les évanouisse-

fr. c.

ments et la syncope de même que le vinaigre anglais.
Le flacon. 1 25

VINAIGRE et sel anglais. Jouit de propriétés beaucoup plus énergiques que le précédent. On doit même le faire respirer avec précaution dans les évanouissements et les syncopes, en évitant de toucher le nez du malade.
Le flacon. 1 25

VINAIGRE de toilette. Son usage et ses propriétés sont tellement connus et appréciés que nous ne les mentionnons pas ici : nous observerons qu'il ne doit être employé qu'étendu dans l'eau à la dose d'une cuillerée à café par verre.
Le flacon. 1 »

Ces diverses préparations se trouvent également aux pharmacies :

**Rue de Courcelles, 40, à Levallois-Perret,
Et rue de Chabrol, 19, à Paris.**

Paris. — Imp. Balitout, Questroy et Cᵉ, rue Baillif, 7.